Docteur Au[

Du Traitement

DU DÉCOLLEMENT

DE LA RÉTINE

Par les

Injections sous-conjonctivales

De Chlorure de Sodium

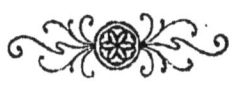

TOULOUSE

CH. DIRION, LIBRAIRE-ÉDITEUR

50, RUE SAINT-ROME, 50

—

1907

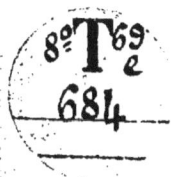

Docteur Auguste BRENGUES

Du Traitement

DU DÉCOLLEMENT

DE LA RÉTINE

Par les

Injections sous-conjonctivales

De Chlorure de Sodium

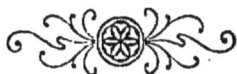

TOULOUSE

CH. DIRION, LIBRAIRE-ÉDITEUR

50, RUE SAINT-ROME, 50

—

1907

PRÉFACE

———

Dans le cours de notre stage hospitalier, au service des maladies des yeux, nous avons eu l'occasion d'observer quelques cas de décollement de la rétine. Ces cas furent traités par une méthode qu'on a préconisée dans ces temps derniers, et qui consiste à faire des injections sous-conjonctivales de chlorure de sodium. Désireux de connaître les résultats fournis par cette nouvelle méthode, nous suivîmes avec intérêt les malades traités de la sorte, et, arrivé au terme de nos études, nous étions heureux, après autorisation du chef de service, de consacrer notre thèse inaugurale à l'étude de ce traitement. Notre travail n'apportera sans doute pas grand'chose de nouveau, mais notre but, plus modeste, est d'essayer seulement d'apporter un peu plus de clarté au milieu d'opinions encore peu fixées.

Nous passerons en revue, dans un premier chapitre, les principaux traitements qu'on a successivement employés contre les décollements.

Le second chapitre sera consacré au mode d'action des injections sous-conjonctivales.

Dans un troisième, nous montrerons quelles sont les indications et les contre-indications de ces injections.

Dans le quatrième, nous décrirons la technique des injections, et nous parlerons de leurs inconvénients.

Nous rapporterons, dans le cinquième chapitre, les observations des malades que nous avons vu traiter et toutes celles que nous avons pu trouver dans la littérature ophtalmologique. Nous étudierons ces cas et nous discuterons les résultats obtenus.

Enfin, dans un dernier chapitre, nous exposerons nos conclusions.

Mais avant de commencer notre sujet, qu'il nous soit permis de remercier tous nos Maîtres de la Faculté et des Hôpitaux, qui ont contribué à notre éducation médicale.

Que M. le Professeur Frenkel, qui nous fait l'honneur de présider notre thèse inaugurale, veuille bien accepter l'expression de notre vive gratitude. Nous nous rappellerons toujours de sa bienveillance et des bons principes qu'il nous a inculqués durant notre séjour dans son service.

INTRODUCTION

Les décollements rétiniens constituent un des sujets d'étude les plus épineux de toute l'ophtalmologie. Sans doute, leur symptomatologie est connue depuis très longtemps, mais on ne peut en dire autant de leur étiologie, qui, elle, n'est connue que depuis peu d'années. Ce qui est surtout pénible à constater, c'est que tous les moyens d'action dirigés contre eux avaient presque complètement échoué, et il faut avouer que, maintenant encore, malgré les progrès thérapeutiques que l'on a faits, cette affection reste redoutable.

Mais la difficulté n'a pas rebuté les oculistes, et il semble même, au contraire, qu'elle n'ait fait qu'accroître leur ardeur, car le nom d'un très grand nombre d'observateurs se retrouve parmi ceux qui se sont occupés de la question.

Cependant, la conception qu'on s'est faite de la cause du décollement rétinien n'a pas toujours été la même ; elle a subi de nombreuses variations, et de même que ces variations ont été nombreuses, de même les moyens de guérir que l'on a proposés, tant médicaux que chirurgicaux, ont été nombreux. Nous ne nous occuperons, dans notre travail, que d'un des derniers traitements qui ont été préconisés, du traitement par les injections sous-conjonctivales du chlorure de sodium.

CHAPITRE PREMIER

Traitements antérieurs.

Cependant, avant d'aborder l'étude de ce traitement, il nous paraît utile de passer auparavant en revue quelques-uns de ceux qui ont été employés dans une période plus ou moins lointaine, et nous montrerons brièvement pour quels motifs ils ont été faits.

Ces traitements peuvent se diviser en deux catégories : les médicaux et les chirurgicaux.

Les traitements médicaux, purgatifs légers et répétés, cures sudorifiques au moyen de salicylate de soude ou de pilocarpine, potions iodurées, bandeau compressif, repos au lit, etc., ne nous retiendront pas longtemps. Il semble que tous ces moyens n'aient été employés que dans l'intention de favoriser la résorption du liquide sous-rétinien, cause du décollement. Ils sont encore

utilisés et viennent parfois en aide aux traitements chirurgicaux.

Ces derniers, qui sont très nombreux, consis-
tent en interventions faites sur le globe oculaire
lui-même. L'un des premiers en date est la sclé-
rotomie, faite d'abord par Sichel père (32) *, puis
par Arlt, et, enfin, reprise par de Wecker (39).

Pendant un certain temps, on crut que le décollement était produit par une exsudation pa-
thologique venue de la rétine et de la choroïde.
Cette exsudation, s'accumulant entre ces deux
membranes, amènerait un décollement, puisque
aucun moyen de fixation ne les unit l'une à l'autre. Aussi, en présence d'une telle théorie, on
pensa que, pour guérir le décollement, il n'y avait
qu'à évacuer cette exsudation, et on chercha à le
faire en ponctionnant la sclérotique. Kittel obtint,
chez un de ses malades traité par cette méthode,
une amélioration qui dura quatre mois.

Mais ce mode d'agir céda bientôt le pas à un
autre traitement, et ce traitement fut innové par
de Græfe (18). En 1863, de Græfe remarqua que
les décollements dans lesquels on trouvait une
déchirure de la rétine ne progressaient pas. Il
attribua cela à la déchirure qui mettait en communication le liquide sous-rétinien et le vitré. Il
tenta alors d'établir cette communication dans
les décollements où elle n'existait pas. Pour cela,
il se servit d'une aiguille à double tranchant. Il
l'enfonçait dans la sclérotique, du côté interne,

* Ce numéro et les suivants correspondent à ceux de la Bibliographie.

à 8 ou 10 millimètres de la cornée, et, dirigeant le tranchant vers la rétine, le faisait basculer d'avant en arrière afin de dilacérer le décollement. Cette opération fut pratiquée à différentes reprises, et les résultats furent quelquefois satisfaisants. Cependant, ils ne furent pas toujours très brillants, et, après un moment de vogue, cette méthode fut abandonnée à son tour.

En 1872, Galezowski (13) expliquait le décollement par une choroïdite. Il se formerait dans ce cas un exsudat qui décollerait la rétine, au lieu de se répandre dans le corps vitré, co . . ne dans le glaucome. Il proposa alors de faire . . dectomie, mais les résultats ne furent pas ! . . s.

Plus tard, en 1879, croyant que le décollement était produit par une cyclo-choroïdite séreuse, il employa la teinture d'iode comme moyen thérapeutique. La sclérotique était ponctionnée dans la région inféro-externe à un centimètre et demi en arrière de la cornée, et le liquide contenu dans la poche sous-rétinienne était aspiré au moyen d'une seringue. Ce liquide aspiré était remplacé ensuite par trois gouttes de teinture d'iode.

Schœler (30) expliqua le décollement par une rétraction du corps vitré : le corps vitré, en se rétractant, entraînant avec lui la rétine. Aussi, il fit des injections de teinture d'iode dans ce milieu afin d'agir sur lui. Il espérait obtenir de la sorte une rétinite adhésive et provoquer la dissolution des attaches de la rétine.

Pour d'autres auteurs, Deutschmann (7) en particulier, 1899, la cause du décollement proviendrait de la rétraction du corps vitré, et ils expliqueraient son action de la façon suivante. A la suite de la rétraction, il se produirait un épanchement de liquide entre le corps vitré et la membrane nerveuse : ce liquide, augmentant petit à petit, repousserait progressivement en avant le corps vitré. Mais il arriverait un moment où, par suite de la compression, l'humeur vitrée se détacherait des parois latérales en déchirant la rétine. A la faveur de cette solution de continuité, le liquide ferait brusquement irruption entre la membrane nerveuse et la choroïde, produisant de la sorte le décollement. Partant de cette idée de Deutschmann, de Wecker chercha le moyen d'évacuer ce liquide. C'est alors qu'il fit le drainage de la poche sous-rétinienne avec un fil d'or. Observant bientôt que ce fil s'enkystait au niveau de son trajet sclérotical, il tenta de le remplacer par une canule en or.

Plus récemment, on a employé l'électrolyse qui semble, en effet, jouir de nombreux avantages. Ce traitement possède même de nombreux partisans, au nombre desquels nous pouvons citer Abadie (1), Terson père (35).

Ce ne sont pas là les seuls traitements chirurgicaux qu'on a successivement essayés, sans grands résultats d'ailleurs. Il en reste encore de nombreux, mais nous nous contenterons d'avoir énuméré ceux-là, et nous nous occuperons maintenant du traitement qui, actuellement, est le plus en vogue, du traitement par les injections sous-conjonctivales de chlorure de sodium.

CHAPITRE II

Mode d'action des Injections sous-conjonctivales de chlorure de sodium.

Ce traitement semble avoir comme point de départ la théorie de Rœhlmann (28). Ce dernier, se basant sur les phénomènes d'osmose et sur les expériences faites au moyen de membranes ou de muqueuses stomacales, vésicales (Matteuci, Cima), pensa que ces mêmes phénomènes d'osmose se passent dans l'organisme. Il émit alors l'opinion suivante. Le décollement rétinien serait dû à ce qu'il se fait continuellement une diffusion d'éléments des vaisseaux de la choroïde au vitré, et inversement. Certains éléments sont éliminés par le corps vitré et repris par les vaisseaux choroïdiens. En échange, et selon les lois de l'osmose, les parties nutritives du liquide sanguin diffusent à travers ces mêmes vaisseaux, et, passant à travers la rétine, se rendent au corps vitré. Mais si, à la suite d'une altération quelconque, la nutrition du corps vitré est atteinte, il en résulte immédiatement que la diffusion n'est plus la même. Entre le corps vitré et les vaisseaux, il se fait encore des échanges, mais des vaisseaux il sort une solution albumineuse qui ne passe que très difficilement à travers la membrane. Il en résulte que cette solution, ne passant qu'en partie, va stagner, s'accumuler derrière cette membrane et la pousser au-devant d'elle. Le décollement est constitué.

Nous voyons que pour que l'osmose soit troublée, il faut une altération du corps vitré. Mais quelle est donc la cause qui, amenant l'altération du corps vitré, empêche l'osmose de se faire normalement? Les lois de l'isotonie vont nous l'expliquer. Nous savons que lorsque deux solutions sont en présence, elles ont entre elles une force attractive et que cette force varie d'après le degré de concentration et la différence du titre des deux solutions. On voit le liquide le plus dilué se porter vers le liquide le plus concentré, et quand les deux solutions sont arrivées à avoir la même concentration moléculaire, ils demeurent neutres l'un vis-à-vis de l'autre, les échanges ne se font plus, ils sont en isotonie. De nombreuses expériences prouvent bien ces faits. Celle de Pfeffer, par exemple, mérite d'être rapportée. Pfeffer prend un vase à parois poreuses, auquel peut s'adapter un manomètre à air libre. Il le remplit d'une solution saline et le place dans un récipient contenant de l'eau seulement. L'osmose se fait aussitôt, et la force osmotique est si considérable, que l'eau contenue dans le récipient pénètre dans le vase poreux et vient diluer la solution saline contenue dans celui-ci, et cela malgré la pression qui est la conséquence de sa pénétration dans un vase rigide et déjà plein. De même dans l'œil, nous trouvons deux solutions en présence, le corps vitré et le sang circulant dans les vaisseaux choroïdiens, dont les échanges sont réguliers tant que leur composition est normale. Quoi d'étonnant alors, « si le corps vitré contient, à un moment donné, une proportion notable de sel comparativement à celle que renferme le sérum sanguin circulant dans les vaisseaux choroïdiens », que les échanges ne se fassent plus régulièrement. « Un appel considérable de liquide vers le milieu salé à l'excès forcera la rétine à se laisser traverser en peu de temps par une quantité notable de liquide. Le sérum renfermant une certaine dose de corps albuminoïdes en dissolution, la rétine se comportera ici comme une membrane organique, d'autant moins apte à être traversée, que les liquides sont plus denses. Donc, un liquide chargé d'albumine s'accumulera, en pareil cas, derrière la rétine, en la détachant progressivement à mesure que l'appel de sérum, pour débarrasser le corps vitré de l'excès de sel qu'il renferme, sera plus considérable et plus rapide. Il se produit un décollement par véritable soulèvement. » Jocqs (12). Une expérience célèbre, due à de Wecker, le démontre bien. De Wecker injecte une solution

salée dans le corps vitré, et il se fait immédiatement une exsudation sous-rétinienne qui amène
le décollement.

La théorie étant établie, il fallait trouver un
moyen pour remédier à ce défaut d'osmose et
venir en aide à l'organisme, qui se trouve en
défaillance sur ce point. Mais comment y remédier ? C'est alors qu'on a pensé aux injections
sous-conjonctivales de chlorure de sodium.

De Wecker est le premier à les avoir employées dans ce but, en 1887. Elles n'eurent pas
d'abord une très grande vogue, et elles furent
reprises après les travaux de Reymond (29),
Secondi (31), Gallenga (14). Mais c'est surtout
grâce à l'initiative de Mellinger (25) et à une série
d'autres travaux de la clinique de Bâle, Marti (22),
Wehrle, Zehnder (42), Burri (6), Staerkle (33),
Verderame (37), que les injections sous-conjonctivales sont employées en thérapeutique.

Puisque le décollement rétinien est produit par
un défaut d'osmose, pourquoi ne pas songer à le
rétablir, ou du moins pourquoi ne pas songer à
faire disparaître, à entraîner cette exsudation
qui s'est accumulée entre la choroïde et la rétine,
par ce même moyen d'osmose. Il est évident que
si nous mettons cette exsudation en présence
d'une solution plus concentrée qu'elle, un courant va se produire, d'après les lois de l'isotonie,
courant qui ira de la solution la moins concentrée
vers la plus concentrée. Si nous injectons dès
lors sous la conjonctive une solution assez forte,
le liquide sous-rétinien va être absorbé, va subir

une sorte d'attraction vers cette solution. Ce ne sera, somme toute, qu'une reproduction de ce qui se passe dans le vase de Pfeffer, le liquide sous-rétinien tenant lieu de l'eau, et le liquide injecté remplaçant la solution contenue dans le vase à parois poreuses.

Cependant, nous ne pouvons assimiler complètement ce qui se passera dans l'œil après l'injection, avec ce qui se passe dans le vase poreux. Il faut considérer, en effet, qu'avec le vase, nous avons affaire à une paroi inerte, tandis que dans l'œil, il n'en est pas de même. Nous nous trouvons ici en présence de deux membranes, sclérotique et choroïde, qui sont vivantes et qui, par le fait même, ne se laisseront pas traverser comme une simple paroi poreuse. Il doit donc se passer quelque chose de plus.

Se basant sur cette considération, Mazzoli (24) ne croit pas que le chlorure de sodium agisse par osmose, quoiqu'il reconnaisse toutefois les bons résultats obtenus par cette méthode. Pour lui, le chlorure de sodium se comporterait comme tous les chlorures alcalins, c'est-à-dire qu'il exercerait une action biochimique sur le contenu de l'exsudat sous-rétinien, en se mélangeant à lui. A l'appui de son opinion, il fait remarquer que le sel manque ou est en très petite quantité dans les exsudats qui ne se résorbent pas par le traitement, tandis que, au contraire, il est très abondant dans ceux où la fibrine tend à devenir muqueuse, et où les éléments cellulaires subissent la dégénérescence graisseuse. Pour nous, il nous

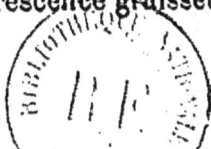

semble que quoique l'exsudation et le liquide injecté soient séparés par deux membranes vivantes, l'osmose peut encore se produire. L'on sait qu'il existe, entre les cellules, des espaces plus ou moins grands, susceptibles de s'agrandir pour laisser passer des molécules bien plus considérables que celles contenues habituellement dans le liquide organique, et nous n'en voulons pour preuve que la migration leucocytaire. Peut-être est-ce à travers ces orifices que s'effectuerait la dialyse.

Mais nous pouvons toujours supposer que la solution salée passe par absorption dans les capillaires des vaisseaux choroïdiens et que le sang qui chemine dans ces vaisseaux s'en charge. Une fois là, et ne faisant plus qu'un pour ainsi dire avec le sang, elle est portée au contact de l'exsudation, et alors l'absorption peut se faire.

Cependant, ce mode d'action des injections sous-conjonctivales n'a pas été admis par tout le monde. C'est ainsi que, pour Wessely (40), elle agirait par voie réflexe sur la circulation du corps ciliaire, grâce à son action irritante. Cette action réflexe aurait pour résultat d'amener une hypersécrétion de ces glandes, et de cette hypersécrétion résulterait une hypotension oculaire qui serait la cause du recollement de la rétine à la choroïde. Deutschmann se range à cet avis.

L. Dor (10) ne croit pas, lui aussi, que l'osmose soit la véritable cause des guérisons obtenues par ce mode de traitement. Voici, d'ailleurs, comment il s'est exprimé à ce sujet, en 1902, à la

Société nationale de Médecine de Lyon : « Tous
les décollements, dit-il, ne guérissent pas par
cette méthode, mais on guérit ceux qui sont assez
étendus pour aller jusqu'à la papille du nerf optique. Le liquide semble sortir par aspiration au
niveau des espaces lymphatiques de cette région.
Si le décollement est limité, s'il est périphérique
et si on compte sur une véritable osmose, on sera
déçu. » Mais il semble, par le fait même, recon-
naître lui-même le phénomène d'osmose, puisqu'il dit que le liquide semble sortir par aspiration au niveau des espaces lymphatiques. Il
pourrait se faire, en effet, que la solution injectée passe dans les vaisseaux lymphatiques
qui, à ce niveau, sont très nombreux. L'on sait
que les vaisseaux lymphatiques de la conjonctive
communiquent avec les lames interstitielles de la
cornée, qui communiquent elles-mêmes avec la
chambre antérieure. Celle-ci est en relation avec
le canal de Schlemm, avec les espaces supra-
sclérotical et supra-choroïdien, ceux-ci avec les
gaines du nerf optique et avec l'humeur vitrée. De
plus, le chlorure de sodium, d'après des expériences de Heidenheim, accélérant la circulation
de la lymphe, le liquide sous-rétinien disparaîtrait
plus vite.

Mais en supposant que l'injection passe dans
les espaces lymphatiques, l'aspiration qu'ils exer-
ceraient ensuite sur l'exsudation ne serait encore
autre chose qu'un phénomène de dialyse. Seulement, elle se ferait par une autre voie. Aussi, que
l'absorption se fasse par voie lymphatique ou par

voie sanguine, c'est toujours un phénomène osmotique qui se produit, et nous sommes con-
vaincu que si la résorption de l'exsudat sous-
rétinien peut se faire, c'est grâce à ce mode
d'action des injections sous-conjonctivales de
chlorure de sodium.

CHAPITRE III

Indications et contre-indications.

Mais de ce que ce mode de traitement a donné de bons résultats dans certaines circonstances, s'ensuit-il qu'on doive le faire chaque fois qu'on se trouve en présence d'un décollement, et ne doit-on pas s'attendre, parfois, à un échec ? A ce point de vue, il faut diviser les décollements en plusieurs catégories et considérer la cause, le siège, la date du décollement, ainsi que l'état du malade lui-même.

1º *Cause.* — La cause du décollement intervient, pour une grande part, dans le résultat qu'on est en droit d'obtenir, et c'est la première chose que doit chercher le praticien lorsqu'il a affaire à un décollement. D'elle dépend, en effet, la marche de la maladie, et suivant que cette cause tendra à disparaître ou à persister, le décollement tendra lui aussi à disparaître ou à persister avec un traite-

ment approprié. Il existe des cas où, à la suite
des injections sous-conjonctivales d'eau salée, on
voit la résorption de l'exsudation se faire rapidement, et la rétine se recoller. Mais il en est de
nombreux, malheureusement, où l'on voit le décollement persister. Or, les causes du décollement
rétinien étant multiples, c'est dire que les résultats qu'on peut obtenir sont extrêmement
variables.

a) Ainsi, nous savons que les traumatismes
s'observent très souvent à l'origine d'un décollement et peuvent agir de différentes façons. Ils
peuvent ou bien amener des perturbations pro-
fondes de l'œil, ou ne provoquer seulement qu'un
simple décollement. Si le traumatisme est violent et
qu'il provoque, par exemple, des brides cicatricielles du vitré, adhérentes à la rétine, on ne doit pas,
dans ce cas, conserver grand espoir d'obtenir un
bon résultat. Si l'on fait, en effet, des injections de
chlorure de sodium, on pourra bien sans doute
favoriser la résorption du liquide sous-rétinien ;
mais comme ces injections n'agissent pas sur les
brides cicatricielles, qu'elles persistent malgré
tout, la cause du décollement persistera elle aussi,
et le liquide se reproduira constamment. La rétine
ne pourra donc pas se recoller. Mais, heureuse-
ment, le traumatisme n'agit pas toujours de cette
façon, et il arrive, souvent, qu'il ne produit
qu'une simple exsudation. C'est dans ces cas-là
qu'on est en droit d'espérer la guérison par les
injections, car l'osmose favorisant la résorption,
et la cause n'existant plus, le recollement pourra

se faire. La pratique démontre, d'ailleurs, que c'est dans cette catégorie qu'on obtient les meilleurs résultats.

b) Les décollements proviennent aussi souvent de la myopie, et l'on sait qu'elle-même est précédée d'altérations de la choroïde et du corps vitré. Pour de Wecker, le corps vitré se rétracterait à la suite de ces altérations, et une fois rétracté, exercerait des tractions sur la rétine. Grâce à ces tractions, la rétine finirait par céder, et elle se romprait. Aussitôt, le liquide interposé entre le corps vitré et la membrane nerveuse passerait à travers cette brèche et amènerait le décollement. Cependant, dans la myopie, les lésions du vitré ne sont pas les seules ; nous savons qu'il existe aussi des lésions de la choroïde, et ce ne sont certes pas les moins importantes. Pourquoi ne pas admettre alors que ces deux sortes de lésions ajoutent leur action l'une à l'autre pour produire le décollement? En effet, d'après la théorie osmotique, le vitré attirerait à lui du liquide, et la choroïde, qui est elle-même lésée, lui fournirait abondamment le liquide, où il puiserait les matériaux dont il a besoin. Ceux qui ne seraient pas utilisés s'accumuleraient derrière la rétine et la décolleraient. Nous nous trouverons, dès lors, dans ce genre de décollement, en présence de plusieurs lésions. A quoi servira alors d'en traiter une seule, si les autres ne sont pas traitées et persistent? Nous avons beau faire disparaître l'exsudation sous-rétinienne au moyen des injections sous-conjonctivales, tant que les altérations

du corps vitré et de la choroïde persisteront, ce
sera comme si on n'avait rien fait, car cette exsudation se reproduira au fur et à mesure qu'elle
sera évacuée. On ne doit donc pas, dans ce cas,
se contenter de faire seulement des injections, et
il faut encore s'attaquer à la myopie. Peut-être
bien qu'alors les deux traitements se faisant à la
fois, on pourra avoir un résultat favorable. On
sera du moins en droit de l'espérer, mais mieux
vaut ne pas trop y compter.

c) Il est encore une autre catégorie de décollements sur lesquels les injections d'eau salée
seront insuffisantes si on les emploie seules. Nous
voulons parler de ceux qui sont produits par une
diathèse quelconque. Le mal de Bright, par exemple, est capable de provoquer des décollements
de la rétine. On sait qu'au cours de cette maladie,
on observe très souvent des lésions de la rétine,
et c'est ainsi que la rétinite albuminurique se
compte au nombre de ses complications. Il peut
dès lors se produire un épanchement sous-rétinien, épanchement qui n'est autre chose qu'une
accumulation hydropique, analogue à celle que
l'on trouve dans les œdèmes des autres organes.
Il n'est pas rare même d'observer un œdème très
intense sur le pourtour de l'œil, œdème qui
disparaît lorsqu'une amélioration se produit du
côté du rein. Si, dans ce cas donné, on pratique des
injections sous-conjonctivales, on peut s'attendre
à évacuer sans doute l'exsudation sous-rétinienne, mais il faut s'attendre aussi à la voir
reparaître bientôt.

Le mal de Bright ne sera pas guéri, en effet, par ce genre de traitement, et lui persistant, l'exsudation se reproduira. Il est donc nécessaire, si l'on veut obtenir un résultat, de traiter avant tout la néphrite, et ce n'est qu'à cette seule condition que les injections pourront servir à quelque chose. Nous devrions encore agir de la même manière, si nous avions affaire à un décollement produit par l'arthritisme, le diabète, ou un rétrécissement mitral, car ici aussi, l'exsudation n'est que le fait secondaire.

d) Les injections sous-conjonctivales sont aussi sans effet sur les décollements qui surviennent au cours d'une maladie infectieuse, soit qu'il s'agisse de grippe, de bronchite, de pneumonie, de paludisme, ou de toute autre maladie. Ces cas-là se présentent de temps en temps, et le décollement est alors produit par l'action directe des microbes, ou par les toxines qu'ils élaborent. Le microbe apporté par voie sanguine provoquerait l'inflammation de la choroïde, à la suite de laquelle il se ferait une exsudation sous-rétinienne. C'est là, du moins, l'opinion de M. Lagrange (20), qui, ayant observé un cas de décollement de l'œil gauche, survenu chez un de ses malades ayant eu de la bronchite, et après ablation de végétations adénoïdes, s'exprime de la manière suivante : « Des éléments pathogènes plus ou moins nombreux auraient été apportés dans l'œil par la circulation. Et dans le fait même de la localisation du mal dans la partie externe de la rétine, nous trouvons une confirmation. »

« Dans notre hypothèse, il s'agit d'éléments pathogènes charriés dans l'œil par le système circulatoire ; or, nous savons qu'en pareil cas, les colonies, apportant dans l'œil une affection métastatique, attaquent le plus souvent l'œil gauche et toujours la partie externe de l'organe. Ces propositions nous sont démontrées par la pathogénie oculaire elle-même ; le carcinome métastatique de la choroïde résultant de la pullu-lation à distance d'un cancer épithélial, particu-lièrement d'un cancer du sein, se produit le plus souvent à gauche, à cause de la prédominance de la carotide de ce côté, et, fait très spécial et très remarquable, dans la partie externe et pos-térieure de l'œil gauche.

« Les ciliaires courtes postérieures de cette région sont anatomiquement disposées pour re-cevoir plus facilement et plus directement que les autres les éléments infectieux qu'emporte en ce lieu le torrent circulatoire. Puisqu'il en est ainsi pour de petites cellules épithéliales, pourquoi n'en serait-il pas de même pour des éléments infectieux plus petits, les microbes pathogènes? »

Terson, Truc (de Montpellier), ont publié des cas de décollements survenus chez des palu-déens, et eux aussi sont persuadés qu'ils sont dus à l'infection paludéenne.

Mais il peut se faire que le microbe n'arrive pas jusqu'aux vaisseaux choroïdiens et que le décollement ait lieu malgré tout. C'est qu'alors il a été produit par les toxines qui ont été appor-tées aux vaisseaux rétiniens par le sang. Elles

produiraient, à ce niveau, des phénomènes in-
flammatoires, et l'artère rétinienne se déplaçant
en avant et en dedans amènerait le décollement.

Quoi qu'il en soit, que ce soit le microbe lui-
même ou ses toxines qui le provoquent, il est
évident que l'injection d'eau salée sera impuis-
sante, car elle n'atteindra pas le microbe, et le
décollement persistera. Il faut donc, avant tout,
s'adresser à la maladie infectieuse, et ce n'est que
lorsque le microbe sera vaincu, que l'inflammation aura disparu, que le recollement pourra se
faire.

e) Les tumeurs choroïdiennes ou intra-oculaires s'observent aussi parfois à l'origine du
décollement rétinien. « Il est connu, dit de
Wecker, que les tumeurs choroïdiennes et intra-oculaires en général provoquent un détache-
ment de la rétine, non seulement par simple soulèvement, mais que, dès le début,
elles se compliquent d'autant plus facilement
d'un décollement de la rétine que la tumeur s'est
développée en un point où la rétine se trouve
moins intimement attachée à la choroïde. » Ces
tumeurs produisant de la compression des vaisseaux veineux choroïdiens, il y aurait alors hy-
perémie par stase, et il en résulterait une sécrétion
séreuse qui soulèverait la conjonctive. A quoi
bon alors faire des injections et chercher à faire
résorber cette exsudation, si elle est destinée à
se reformer tout de suite après? Mieux vaut
s'abstenir. C'est sûrement là, la classe de décollement le plus difficile à guérir, et on peut même

dire qu'on est sûr de courir à un échec, si on essaie les injections. Le mieux, dans ce cas, est de traiter la tumeur elle-même, et, par conséquent, de faire l'énucléation de l'œil.

Nous pouvons donc voir que, dans tous ces cas dont nous venons de parler, la cause du décollement est le fait principal, et que le décollement en lui-même n'est qu'un fait secondaire. Qu'on supprime cette cause et le recollement pourra se faire. Mais il n'en reste pas moins établi que pour qu'il puisse se faire, il faudra évacuer le liquide sous-rétinien, et c'est alors que seront utiles les injections sous-conjonctivales.

2° *Siège.* — La cause du décollement étant connue, et en supposant qu'elle laisse entrevoir qu'on pourra obtenir un bon résultat par les injections, il faut encore tenir compte du siège du décollement. La place qu'il occupe n'est pas, en effet, indifférente dans le résultat à attendre, et suivant qu'il siégera en avant ou en arrière, le pronostic sera plus ou moins meilleur. Les décollements antérieurs sont à ce point de vue les plus mauvais, on leur a même donné le nom de pernicieux, car ici de nombreuses complications peuvent survenir.

Il faut craindre qu'il ne survienne des détachements antérieurs du corps vitré, des tiraillements sur les parties les plus vasculaires et riches en nerfs de l'œil, c'est-à-dire le corps ciliaire, des troubles nutritifs du cristallin et de l'œil tout entier. Ainsi, bien souvent, des phénomènes d'iritis chronique, pouvant donner lieu à la formation de nombreuses synéchies, s'observent à la suite de ces décollements. On a même vu parfois du glaucome survenir à la suite de la projection de l'iris en avant, et de l'oblitération de l'angle iridien. On comprend aisément que si ces complications sont déjà survenues, les injections ne pourront pas grand'chose contre elles, et le pronostic devra être réservé.

Mais si, au contraire, le décollement siége en arrière, aucune de ces complications ne se présentera, et on a alors le droit de s'attendre à un bon résultat.

3° *Ancienneté.* — La date du décollement influe énormément aussi sur le résultat du traitement. On peut poser en principe que plus un décollement est ancien, plus il est difficile à guérir. Cela se comprend aisément, car à mesure que le décollement vieillit, la rétine subit certaines modifications. Lorsque la rétine est récemment décollée, elle ne montre, à part un très léger degré d'œdème, aucune altération, ce qui explique, du reste, qu'elle reprenne sa fonction, lorsqu'elle se recolle. « Mais, dit de Wecker (38), à mesure que le décollement persiste, les cellules visuelles, détachées de leur matrice de nutrition, souffrent, et cela au point que les couches dans lesquelles on ne rencontre plus physiologiquement de capillaires, finissent par se détacher du restant de la rétine après avoir subi une véritable macération préalable (transformation des bâtonnets en mas-

sues, et désagrégation myéliniforme). L'atrophie
des éléments nerveux et la disparition de ces éléments, jointes à un état œdémateux de la trame
cellulaire, peuvent, après un véritable détache-
ment des couches tactiles, donner lieu à une dégénérescence cystoïde, autrement dit à la formation
des cavités de l'œdème rétinien. »

Des modifications ne se passent pas seulement
dans la portion de membrane nerveuse décollée, et l'exsudat sous-rétinien subit aussi des
modifications importantes. Sa coloration qui,
normalement, est au début jaune plus ou moins
foncé, s'accentue au fur et à mesure que le décollement persiste. Bientôt apparaissent, dans ce
liquide, de petites gouttelettes graisseuses, des
cellules pigmentaires dégénérées, et surtout des
cristaux de cholestérine en très grand nombre.

A supposer que l'osmose pourrait se faire avec
un liquide ainsi profondément modifié, il est peu
probable que la rétine s'étant recollée, la vision
devienne meilleure, car les modifications qu'elle
a subies sont trop nombreuses et trop importantes.

Cependant, dans la pratique, on ne doit pas
trop se baser sur cette considération, car on ne
sait jamais les modifications que peut avoir
éprouvé la partie décollée de la rétine. Tandis
que chez les uns ces modifications se produiront
rapidement, chez les autres, au contraire, elles
demanderont un certain temps pour se produire.
De plus, on a vu des guérisons survenir dans des
cas de décollement assez anciens. Aussi, il est

toujours bon d'essayer de faire des injections, vu le peu d'innocuité de ces dernières : mieux vaut pêcher par excès de confiance que par défaut.

4° *État général.* — Certains auteurs conseillent même de tenir compte de l'âge du sujet avant de faire les injections. Ils disent que les vieillards qui ont, en général, des artères sclérosées et qui ont, en plus, une nutrition défaillante, sont peu aptes à ce genre de traitement. Mais ces deux conditions ne se trouvent pas forcément chez les vieillards seuls, et l'on trouve fréquemment des jeunes gens artério-scléreux, ou ayant une nutrition défectueuse. Chez ces derniers, on aura aussi à attendre peu de choses des injections. Ce dont il faudra tenir compte surtout, ce sera de l'état général du malade, et lorsque cet état sera mauvais, que le malade soit jeune ou vieux, il faudra s'attendre à des résultats qui ne seront pas très brillants. Mais il ne faut pas se décourager, et on peut, malgré tout, essayer de faire des injections.

Nous pouvons voir, par tout ce qui précède, que bien souvent le praticien aura peu de choses à attendre des injections sous-conjonctivales lorsqu'il les emploiera seules. Mais, en revanche, il trouvera en elles un précieux moyen de guérison, lorsque la cause du décollement étant connue et traitée, il les fera aussitôt. Aussi, nous croyons que chaque fois qu'on est en présence d'un décollement, il faut essayer ce mode de traitement, si ce n'est peut-être dans ceux qui reconnaissent une tumeur comme origine.

CHAPITRE IV

Technique des injections. — Accidents.

Ce mode de traitement étant admis, reste à savoir quelle quantité de sel doit contenir le liquide que l'on va injecter, ou, pour mieux dire, à quel titre doit être la solution que l'on va employer. Les divergences sont nombreuses à ce sujet. Tandis que certains oculistes, de Wecker (39), Dianoux (8), Dor (10), Jocqs (19), ont préconisé des solutions contenant 10 et même 20 p. 100 de sel, d'autres, au nombre desquels nous pouvons citer Lodato (21), Etiévant (12), Winselmann (41), Staerkle (33), n'emploient que des solutions variant de 2 à 4 p. 100.

Au premier abord, il semble que ce sont les premiers qui se trouvent dans la bonne voie, puisque le pouvoir d'absorption dépend du degré de concentration moléculaire de la solution

3

injectée. Théoriquement, on devrait faire des injections à un taux très élevé, car l'absorption serait plus complète. Mais, dans la pratique, on est empêché d'agir de la sorte, car on se trouve arrêté par certains faits. La concentration de la solution rend l'injection très douloureuse, et il est évident que plus on élève le degré de concentration, plus la douleur augmente aussi. Elle est même si forte, que les malades à qui l'on a fait une première injection, se refusent, en général, à une deuxième. Aussi comprend-on qu'on recoure à des solutions d'un degré peu élevé, à 3 ou 4 p. 100 par exemple, quoiqu'il semble qu'on doive obtenir des résultats moins satisfaisants.

On a essayé cependant d'obvier à cet inconvénient, en ajoutant au liquide injecté un autre corps qui, neutralisant le sel, rendrait la solution moins douloureuse et permettrait, par le fait même, d'élever son degré de concentration.

C'est ainsi que L. Dor, croyant que la douleur provient de ce que le sel est légèrement acide, a cherché à le neutraliser, en ajoutant du carbonate de soude. Voici, du reste, la formule qu'il emploie :

Chlorure de sodium,	5 gr.
Carbonate de soude,	0 gr. 40
Sulfate de soude,	0 gr. 20
Sulfate de potasse,	0 gr. 20
Phosphate de soude,	0 gr. 10
Eau distillée, q. sp.,	20 gr.

Les résultats obtenus auraient même été assez bons, mais pas aussi bons pourtant qu'on pour-

rait le croire, puisque Dor conseille lui-même
de faire précéder l'injection d'une piqûre de
morphine.

De Wecker chercha, lui aussi, dans le même
sens, mais la méthode qu'il suivit ne fut pas la
même que celle de Dor. Il se contenta d'ajouter
du sel à la partie liquide du corps vitré du bœuf
et obtint de la sorte une solution qu'il nomma
chlorovitréine.

Il prépara de cette manière des solutions contenant 20 et 30 p. 100 de sel. « A degré égal de concentration, dit-il, il n'y a pas de comparaison à
établir entre la sensibilité provoquée par de sim-
ples solutions aqueuses de sel et celles obtenues
avec le liquide du corps vitré. » Mais de Wecker
n'a pas été suivi dans sa voie, et actuellement
l'injection de chlorovitréine est délaissée.

Plus récemment, en 1904, Dianoux (8) conseille d'ajouter du sucre à la solution salée. Il
nous donne la formule suivante dans la clinique
d'ophtalmologie :

Chlorure de sodium,	1 gr.
Sucre de canne,	4 gr.
Eau distillée,	100 gr.

D'après lui, l'action de cette solution serait
absolument comparable à celle obtenue par l'emploi d'une solution ne contenant que du sel, et
elle aurait sur cette dernière l'avantage d'être in-
dolore.

Dans la pratique, on peut atténuer énormément la douleur, en ayant soin de faire précéder

l'injection d'une instillation de quelques gouttes de cocaïne, ou en mélangeant à la solution, comme le font Jocqs et Darier (7), quelques gouttes d'acoïne à 1 p. 100. Il paraîtrait cependant qu'elle ne disparaît pas complètement quoi qu'on fasse, et certains auteurs même renoncent à ce mode de traitement, car ils trouvent que la douleur éprouvée par le malade est trop violente. C'est ainsi que Marple (23), publiant trois cas de décollement qu'il a traités par cette méthode, ajoute qu'il n'a pas l'intention de l'employer de nouveau, et cela parce que l'injection est trop douloureuse.

Lieu de l'injection. — Reste à savoir maintenant à quel niveau doit se faire l'injection. Il est évident qu'elle ne doit pas être faite n'importe où, et cela se comprend aisément si l'on tient compte de l'intention dans laquelle on la fait. Or, cette injection étant faite dans le but de provoquer des phénomènes osmotiques, il vaudra mieux la faire le plus près possible du décollement, car le liquide injecté sera plus près de l'exsudation sous-rétinienne, et l'absorption se fera plus facilement. On doit donc se laisser guider par la situation qu'occupe le décollement. Cependant, en aucune manière, il ne faut faire les injections trop près de la cornée et on doit toujours se tenir un peu en arrière. Si on les faisait trop près, le liquide pourrait s'infiltrer entre les lames cornéennes, et des troubles en résulteraient.

Il est une autre question dont nous devons aussi

parler, et qui, à une époque peu reculée, a donné lieu à un échange d'observations entre de Wecker et M. L. Dor. Il s'agit de savoir si l'injection doit se faire sous la conjonctive, ou si elle doit se faire dans la capsule de Ténon. De Wecker prétendait que le liquide injecté se localise entre la conjonctive et le globe oculaire et entre la capsule et le globe oculaire. Il ajoutait même que, avec une instrumentation spéciale, on ne peut faire des injections qui se localisent simplement dans la capsule de Ténon.

En 1902, à la Société de Médecine de Lyon, L. Dor s'éleva contre « la méprise faite par la grande majorité des oculistes qui croient que son père et lui ont conseillé des injections sous-conjonctivales, alors que c'est toujours dans la capsule de Ténon qu'ils ont dit de faire des injections ». Pour confirmer sa thèse, Dor cita le cas d'une femme, âgée de quarante-neuf ans, atteinte d'un décollement rétinien et traitée sans résultat par plusieurs injections sous-conjonctivales, et que lui-même avait guérie en quelques jours à la suite d'une injection dans l'espace de Ténon.

De Wecker répondit alors que la capsule ne forme pas un espace clos à l'entour du globe oculaire, mais plutôt un espace incomplètement fermé à partir de ses insertions tendineuses. Aussi, toute injection un peu forte, faite dans l'espace capsulaire, doit forcément arriver sous la conjonctive, après avoir cheminé vers la région prétendineuse. Disant cela, de Wecker se basait sur les travaux de Motais, qui a écrit : « J'ai souvent

injecté sur le cadavre, cinq ou six fois sur le
vivant, 1 centimètre cube de liquide dans la
capsule de Ténon. Vers la fin de l'injection, j'ai
vu quelques bosselures sous-conjonctivales se
produire, mais pas au point même de l'injection
où ces bosselures auraient pu être le fait d'un
liquide fusant le long de la canule. Dans la plupart
des cas, j'ai observé du chémosis une heure ou
deux heures après l'injection. »

Actuellement, cette question semble avoir perdu
de son intérêt et être tombée dans l'oubli. On fait
simplement des injections sous-conjonctivales,
et on ne se préoccupe pas si elles doivent être
intracapsulaires ou non. Il y aurait lieu, cependant, de soumettre cette question à un nouvel
examen.

Connaissant le lieu de l'injection, voyons comment elle doit se faire. Les précautions prélimi-
naires générales d'asepsie que l'on prend avant
toute opération sont, ici, de rigueur.

Une seringue de Pravaz, une aiguille, sont les
seuls instruments utiles.

L'asepsie du champ opératoire est aussi d'une
importance capitale. Après avoir nettoyé la conjonctive, il est bon de procéder à l'anesthésie. Pour
cela, on peut instiller en une seule fois ou en
plusieurs fois, à quelques minutes d'intervalle,
quelques gouttes d'une solution de cocaïne, et
on obtient de la sorte une insensibilité complète.
C'est le moment d'opérer.

Quelques oculistes placent alors un blépharos-
tat, et, saisissant un pli de la conjonctive avec

une pince, enfoncent l'aiguille dans ce pli. Mais,
d'après les injections que nous avons vu faire par
M. Frenkel, dans sa clinique d'ophtalmologie,
nous croyons qu'on peut se dispenser d'agir de
la sorte. En effet, le malade étant couché, amène
lui-même, par un mouvement approprié du globe
de l'œil, en haut ou en bas, en dedans ou en
dehors, le point du globe oculaire choisi pour la
piqûre, dans la position la plus propice. On n'a
alors qu'à enfoncer l'aiguille avec précaution, et
à injecter 1 centimètre cube de solution salée.
Cette injection doit être faite avec beaucoup de
lenteur pour éviter toute réaction douloureuse
immédiate. Le liquide, ainsi poussé, chemine
sous la conjonctive et forme du chémosis, surtout si l'injection a été faite sous la conjonctive.
Mais si elle a été faite profondément dans l'espace
de Ténon, le chémosis n'apparaît presque pas.

Bientôt, la distension des tissus et aussi la
présence d'un liquide irritant occasionnent des
douleurs qui, cependant, ne sont pas excessive-
ment fortes. L'application d'un tampon de coton,
imbibé d'eau froide, les calme un petit peu. Ces
douleurs ne persistent d'ailleurs pas très longtemps, et au bout de quelques heures, elles ont
complètement disparu. Il persiste cependant du
chémosis, mais il disparaît lui-même à son tour
au bout de deux ou trois jours, et la conjonctive
seule reste un peu congestionnée. Lorsque le chémosis a complètement disparu, que la conjonctive
commence à se décongestionner, on peut faire
une seconde injection.

Accidents. — Les injections faites de cette
manière sont considérées en général comme
inoffensives. Cependant, cette règle souffre des
exceptions, et l'on peut parfois voir survenir des
accidents. Nous ne dirons rien au sujet de la douleur, dont nous avons déjà parlé, et nous avons
enseigné le moyen de l'atténuer. Nous ne parlerons pas non plus des accidents infectieux, abcès,
phlegmons, qui doivent être évités, si l'on prend
les soins d'asepsie nécessaires. Mais on a adressé
aux injections des reproches plus sérieux.

C'est ainsi qu'on a eu observé des hémorragies
sous-conjonctivales, et le volume du bourrelet
hémorragique était tel qu'il empêchait l'occlu-
sion des paupières. Cet accident survient surtout
lorsque la conjonctive est injectée, car on ne
peut voir les vaisseaux par transparence, et il
peut alors arriver qu'on en blesse un avec l'aiguille. C'est pour obvier à cet inconvénient qu'on
soulève parfois la conjonctive au moyen d'une
pince, car on met de la sorte les vaisseaux plus
facilement en évidence.

On a encore accusé les injections de produire
des adhérences entre la conjonctive et la choroïde. Alexander (2) a même publié une observation dans laquelle ce fait est rapporté. Il s'agit
d'une femme de dix-neuf ans, atteinte d'infiltra-
tion profonde de la cornée, sans réaction inflam-
matoire et traitée par les injections sous-conjonctivales de chlorure de sodium. Une petite
dose de dionine insufflée dans le cul-de-sac con-
jonctival ne produit pas le chémosis ordinaire,

mais met en évidence de nombreuses adhérences entre la sclérotique et la conjonctive. Sans doute, dans ce cas, l'injection n'avait pas été faite pour un décollement de la rétine, mais il n'en reste pas moins que c'était une injection sous-conjonctivale.

D'après Uhthoff (36), les solutions salées fortes à 10 et 20 p. 100 pourraient donner lieu à une oblitération du tissu épiscléral.

Elles produiraient aussi du sphacèle limité de la conjonctive, et Alexander rapporte le cas d'un malade de vingt-neuf ans, chez lequel il a observé cette complication après l'emploi d'une solution au dixième. Il faut ajouter qu'on avait, quelques jours auparavant, injecté 1 centimètre cube d'une solution au vingtième. Mais avec des injections à dose faible et faites en des points opposés, on évite ce sphacèle, qui semble n'être dû qu'aux doses trop fortes et aussi à la brusquerie des injections.

La kératite a été signalée parmi les complications, et c'est encore Alexander qui l'a observée. Il l'a vu survenir après chaque injection au vingtième. Il semblerait ici aussi que cet accident est dû à la dose employée.

Deschamps parle de modifications de courbure de la cornée qui surviennent à la suite des injections sous-conjonctivales. Mais il faut remarquer que ces modifications ne surviennent que si l'on fait l'injection très près de la cornée. De cet inconvénient est même né un traitement, car l'on sait qu'actuellement on essaie de traiter l'astigmatisme par les injections.

Ce sont là les seuls reproches qu'on ait adressés aux injections. Nous voyons qu'ils sont peu nombreux, peu graves, et qu'ils peuvent même être évités en grande partie. Ils ne doivent donc pas nous arrêter et nous empêcher de faire des injections, qui nous permettront d'obtenir de bons résultats dans les décollements.

CHAPITRE V

Observations.

Cas de décollements de la rétine, traités par les injections sous-conjonctivales de NaCl, et rapportés par STAERKLE (33).

NUMÉROS de l'observation.	AGE DU DÉCOLLEMENT	ACUITÉ VISUELLE AVANT LE TRAITEMENT	DURÉE DU TRAITEMENT	ACUITÉ VISUELLE APRÈS LE TRAITEMENT
1	Le décollement existait depuis six mois à l'œil droit.	OD : V = 7/200	3 mois.	OD : V = 1/10
2	Décollement d'origine traumatique, durant depuis quatre semaines.	OD : V = 5/1.000	3 injections	OD : V = 1/10
3	La vue baissait depuis deux ans.	OG : V = 1/∞	8 semaines.	OG : V = 1/∞
4	Le pouvoir visuels'était affaibli depuis quatre ou cinq ans du côté de l'œil droit.	OD : V = 1/10	4 injections dans l'espace d'une semaine.	OD : V = 1/5
5	Le malade était très myope. Le décollement était vieux de deux mois.	OD : V = 8/200	5 semaines.	OD : V = 2/7
6	Le malade remarquait un voile devant l'œil gauche depuis cinq jours.	OG : V = 1/200	20 jours.	OG : V = 10/200
7	Le décollement existait depuis un an et demi.	OG : V = 8/200	15 jours.	OG : V = 1/5
8	Le patient ne voyait pas très bien depuis deux semaines.	OD : V = 10/200	22 jours.	OD : V = 8/200
9	Depuis neuf mois, le malade ne voyait pas bien de l'œil gauche.	OG : V = 12/200	1 mois.	OG : V = 1/10
10	Le décollement existait depuis quelques semaines.	OG : V = 14/200	24 jours.	OG : V = 1/10

NUMÉROS de l'observation	AGE DU DÉCOLLEMENT	ACUITÉ VISUELLE AVANT LE TRAITEMENT	DURÉE DU TRAITEMENT	ACUITÉ VISUELLE APRÈS LE TRAITEMENT
11	Voile devant les yeux depuis quatre semaines.	$OD : V = 16/200$	1 mois.	$OD : V = 1/10$
12	Le malade voit un brouillard devant l'œil gauche depuis trois semaines. Décollement.	$OG : V = 6/200$	15 jours.	$OG : V = 2/7$
13	Le malade avait mauvaise vue depuis un an. Décollement à droite.	$OD : V = 3/200$	15 jours.	$OD : V = 13/200$
14	Le malade a toujours été malade des yeux. Mais voit mal depuis huit jours.	$OG : V = 1/200$	40 inject^s dans l'espace de deux mois.	$OD : V = 1/10$
15	Depuis quatorze jours, voile devant les yeux. Malade des yeux auparavant.	$OG : V = 5/200$	10 inject^s en dix jours.	Pas d'amélioration
16	Décollement de l'œil droit datant de quatre ou cinq semaines.	$OD : V = 4/200$	3 mois.	Pas d'amélioration
17	Décollement très ancien.	$OD : V = 5/200$	3 mois.	$OD : V = 6/200$
18	Le malade a eu de la névrite retro-bulbaire. Décollement de l'œil droit.	$OD : - 7 D V 1/10$	1 mois.	Pas d'amélioration
19	Traumatisme de l'œil gauche un an auparavant. Depuis trois semaines n'y voit pas de cet œil.	$OG : V = 4/200$	20 jours.	Pas d'amélioration
20	Décollement à l'œil droit datant de trois mois.	$OD : V = 1/200$	20 jours.	$OD : V = 7/200$
21	Femme très myope. Décollement vieux de cinq mois.	$OG : - 16 D V 1/5$	1 mois.	$OG : - 16 D V 2/7$
22	Myopie très forte. Décollement survenu dix jours auparavant.	$OG : V = 2/200$	38 inject^s en trois mois.	$OG : V = 9/200$
23	Le malade voit un nuage devant l'œil droit depuis deux ou trois semaines.	$OD : V = 2/200$	36 inject^s en trois mois.	$OD : V = 1/2$

Cas de décollements rapportés par M. BECK (3), et traités
par les injections sous-conjonctivales.

NUMÉROS de l'observation	AGE DU DÉCOLLEMENT	ACUITÉ VISUELLE AVANT LE TRAITEMENT	DURÉE DU TRAITEMENT	ACUITÉ VISUELLE APRÈS LE TRAITEMENT
24		OG : V = Voit les mouv. de la main.	12 inject en 33 jours.	OG : V = Voit les mouv. de la main.
25	Depuis trois semai-nes, le patient n'y voit plus de l'œil droit. Décollement situé en bas.	OD : V = Compte les doigts à 1 mèt°.	10 inject en 19 jours.	OD : V = Compte les doigts à 2 mèts.
26	Le malade n'y voit pas de l'œil gauche depuis trois semaines environ. Décollement situé en bas et en dedans.	OG : V = Compte les doigts à 1 mè-tre.	10 inject en 33 jours.	OG : V = Compte les doigts à 1 mè-tre.
27	Le malade est myo-pe. Y voit très mal de-puis neuf mois. Décol-lement situé en bas et en dehors.	OG : V = Voit la lumière.	16 jours.	Pas d'améliora-tion.
28	Le malade est de-venu aveugle depuis quatorze jours. Décol-lement étendu.	OD : V = Voit la lumière.	7 injections en 17 jours.	OD : V = Voit les mouv. de la main à 1 — 2 m. ar. — 20.
29		OG : V = Voit les mouv. de la main av. - 12.	12 inject d. l'esp. de 25 j.	Pas d'améliora-tion.
30	Traumatisme. Perte de la vue. Le malade vient après trois mois. Décollement en haut et en dehors.	OD : V = Compte les doigts à 2 mè-tres 1/2.	15 inject dans l'espace de 60 jours.	Compte les doigts à 4 ou 5 mètres.
31	Le malade est myope depuis très long-temps. Depuis huit jours, il y voit mal de OG. Décollement en bas et en dehors.	OG : V = Compte les doigts à 2 mè-tres 1/2 av. — 12.	4 injections en 20 jours.	Compte les doigts à 5 mètres avec — 12.
32	Depuis trois semai-nes, très fort déclin du pouvoir visuel. Dé-collement situé en bas et en dehors.	OG : V = Compte les doigts à 4 mè-tres avec + 7.	10 inject dans l'espace de 25 jours.	OG : + 7 D V 6/30.
33	Décollement situé en bas et en dehors.	OG : V = Compte les doigts à 2 mèt.	12 inject en 30 jours.	OG : V = 6/30.
34	Décollement vieux de cinq semaines de l'œil gauche et situé en bas et en dehors.	OG : V = Compte les doigts à 3 mèt.	12 inject dans l'espace de 25 jours.	OG : V = 6/20.
35	Depuis trois semai-nes, l'œil gauche est devenu très mauvais. Décollement en haut et en dehors.	OG : V = Voit les mouvements de la main.	3 injections en 15 jours.	OG : V = Compte les doigts à 3 mè-tres.
36	Depuis six semai-nes, n'y voit plus.	OD : V = 6/30.	28 jours en traitement.	OD : V = 6/60.

Décollements de la rétine rapportés par M. BUFFIÈRE (5).

NUMÉROS de l'observation	AGE DU DÉCOLLEMENT	ACUITÉ VISUELLE AVANT LE TRAITEMENT	DURÉE DU TRAITEMENT	ACUITÉ VISUELLE APRÈS LE TRAITEMENT
37	Le malade était très myope. Diminution de l'acuité visuelle survenue brusquement la veille.	OD — 8 D V 1/10. OG — 6 D V 1/2.	3 mois.	OD — 7 D V 1/2.
38	Myope très forte. La vue faiblissait depuis cinq ans. Décollem' à droite.	OG — 5,50 D V 1/20. OG : V = Compte à peine les doigts à 1 mètre.	40 jours.	OD — 6 D V 1/10.
39	Faiblesse de la vue à l'œil droit survenue depuis treize mois environ à la suite d'un coup d'air.	OD : V 1/20. Verres n'améliorent pas.	7 injections dans l'espace de 50 jo'rs.	OD + 2 D V 1/3.
40	La vue s'était obscurcie brusquement depuis vingt-deux jours.	OG : V = Compte à peine les doigts à 1 mètre.	45 jours.	Compte facilem. les doigts à 1 mètre. Dans la suite, les compte à 3 mètres.
41	Affaiblissement de la vue survenu depuis un mois à la suite d'un traumatisme.	OG : V = Compte à peine les doigts à 0 m. 10.	5 injections dans l'espace de 35 jours.	OG : V = Compte facilem. les doigts à 2 mèt.
42	Myope de 8 dioptries. Traumatisme de l'œil gauche datant de huit jours et perte brusque de la vue de cet œil.	OG : V = Compte les doigts à 2 mètres.	6 injections dans l'espace de 40 jours.	Pas d'amélioration.

Décollements rapportés par M. PLAZY (27).

NUMÉROS de l'observation	AGE DU DÉCOLLEMENT	ACUITÉ VISUELLE AVANT LE TRAITEMENT	DURÉE DU TRAITEMENT	ACUITÉ VISUELLE APRÈS LE TRAITEMENT
43	Depuis quinze jours, diminution de la vision à l'œil gauche survenue brusquement.	OG : V = 2/3 faible	4 injections dans l'espace d'un mois.	Normale.
44	Myope de 8 dioptries de chaque œil. Décollement ancien.	OG : V = 2/3 OD : V = 1/3	1 mois.	OG : — 8 D V 2/3 OD : — 8 D V 2/3

45e OBSERVATION

Maria G..., quarante-huit ans, concierge, vient à la consultation le 4 mai 1906.

Antécédents héréditaires. — Son père a eu la cataracte, et est mort à l'âge de quatre-vingt-six ans. Elle a quatre frères ou sœurs, tous ont bonne vue.

Antécédents personnels. — N'a jamais eu de maladie. Cependant, n'a jamais vu de loin, mais n'a jamais porté de lunettes.

Il y a quinze jours environ, la malade a constaté que la vision de l'œil droit était gênée, et elle s'est aperçue que la vision de cet œil diminuait de jour en jour. En outre, au début, elle voyait des mouches volantes. Elle se purge, mais la vision diminuant toujours, elle vient à la clinique d'ophtalmologie de l'Hôtel-Dieu, le 4 mai. On l'examine et on trouve :

Tonus. $\left\{ \begin{array}{l} \text{OD.} \\ \text{OG.} \end{array} \right\}$ Normal.

Réfraction et acuité visuelle. $\left\{ \begin{array}{l} \text{OD : V} = \frac{1}{16}. \text{ Les verres n'améliorent pas.} \\ \text{OG} - 4\,\text{D V 1.} \end{array} \right.$

À l'examen ophtalmoscopique, on voit dans l'œil droit des corps flottants dans le vitré. On remarque, en plus, un vaste staphylome postérieur, à prédominance temporale, entourant la papille et s'avançant vers la macula. A très petite distance du bord du staphylome, on voit une petite tache jaune, ronde, qui paraît située sur la macula. Du côté de la rétine, en bas et en dedans, on aperçoit des stries bleuâtres, qui ne sont autre chose qu'un décollement de la rétine.

A l'œil gauche, on trouve une ébauche de staphylome postérieur temporal. De plus, autour de la
papille, sur le bord temporal, on voit une décolora-
tion brunâtre de la choroïde avec pigments. Il n'existe
pas de décollement.

On propose à la malade de lui faire des injections
sous-conjonctivales, mais elle demande à réfléchir,
et elle repart chez elle. Cependant, elle revient dès le
lendemain, 5 mai, et on lui fait une première injection de 1 centimètre cube de chlorure de sodium à
4 p. 100. La malade, ne pouvant rester à l'Hôtel-Dieu,
va chez elle, promettant de revenir régulièrement
se faire soigner.

Le 7 mai, on prend le champ visuel, et on trouve :

$$
\text{OD.} \left\{
\begin{array}{ll}
\text{En haut,} & 15°. \\
\text{Côté temporal,} & 40°. \\
\text{En bas,} & 40°. \\
\text{Côté nasal,} & 20°.
\end{array}
\right.
$$

On fait une deuxième piqûre de 1 centimètre
cube à 4 p. 100.

Le 11 mai, troisième piqûre.

Le 18 mai, quatrième piqûre.

Le 21, l'acuité visuelle a légèrement augmenté;
elle est, à cette époque, de 1/15ᵉ : cinquième piqûre.

Le 28, l'acuité s'est maintenue à 1/15ᵉ : sixième piqûre.

Le 2 juin, septième piqûre.

Le 6 juin, huitième piqûre.

Le 10 juin, le champ visuel est le suivant :

$$
\text{OD.} \left\{
\begin{array}{ll}
\text{En haut,} & 40°. \\
\text{Côté temporal,} & 50°. \\
\text{En bas,} & 20°. \\
\text{Côté nasal,} & 30°.
\end{array}
\right.
$$

Quant à l'acuité, elle est toujours de 1/15ᵉ : neuvième piqûre.

Le 15 juin, dixième piqûre.

Le 20 juin, onzième piqûre.

Le 27 juin, douzième piqûre.

Le 10 juillet, on prend de nouveau le champ visuel.

$$OD. \begin{cases} \text{En haut,} & 40°. \\ \text{Côté temporal,} & 60°. \\ \text{En bas,} & 50°. \\ \text{Côté nasal,} & 35°. \end{cases}$$

L'acuité visuelle est encore de 1/15ᵉ. On fait la treizième injection.

Le 27 juillet, le champ visuel et l'acuité visuelle sont la même chose que le 10 ; on fait une quatorzième injection.

Nous avons revu la malade pendant le mois de novembre ; son acuité était de 1/12ᵉ.

Nous voyons que, dans ce cas, l'acuité visuelle n'a pas été beaucoup améliorée sans doute, mais en revanche, le champ visuel s'est considérablement étendu. Cela semble provenir de ce que la macula était atteinte.

46ᵉ OBSERVATION

Joseph F..., cinquante-deux ans, imprimeur. Vient à la consultation le 8 juin 1906.

Antécédents héréditaires. — Le père a eu la cataracte. Bonne vue dans la famille, composée de cinq enfants.

Antécédents personnels. — N'a jamais été malade. Est devenu myope vers l'âge de trente ans, et vers quarante-deux ans, on lui prescrivit — 3,50; mais il ne se servait de ces verres que pour voir de loin.

En août 1900, le malade voit des mouches volantes. Quelques jours après, il va voir un oculiste qui trouve un décollement de la rétine à l'œil droit, et lui conseille de garder le lit et de faire des frictions mercurielles. Le conseil est suivi et le malade reste au lit pendant soixante-neuf jours.

En 1903, on constate la formation de la cataracte à l'œil droit.

Le 2 septembre 1904, en lisant le journal, le soir, le malade constata, à l'œil gauche, des scotomes; en plus, la lumière le gênait.

Un oculiste, consulté à cette époque, diagnostiqua une hémorragie rétinienne, et quinze jours après, un décollement de la rétine. Il lui ordonna des pilules de calomel, et, pour le décollement de la rétine, lui conseilla de garder le lit et lui fit des injections sous-conjonctivales de chlorure de sodium. Après les trois premières injections, il se produisit une grande amélioration. Mais bientôt, malgré la continuation des injections, il se fit un nouveau décollement. On avait fait en tout six injections. Depuis cette époque, le malade continue les frictions mercurielles.

Le 8 juin 1906, le malade se présente à la clinique d'ophtalmologie de Toulouse, et on remarque :

O D. — Cataracte. On voit des stries périphériques laissant entre elles des espaces noirs. En plus, à la partie supéro-externe de la pupille, on remarque une opacité cristallinienne membraneuse.

O G. — Les milieux sont transparents. A l'examen ophtalmoscopique, on trouve, sur la rétine de l'œil gauche, une traînée de pigmentation transversale, et dans la partie inférieure de la rétine, des masses pig-

mentaires, traces d'ancien décollement et d'hémorragies.

L'acuité visuelle de l'œil gauche est de 1/30ᵉ. Les
verres n'améliorent pas. Celle de l'œil droit égale o.

On fait alors des injections sous-conjonctivales
d'eau salée à 4 p. 100. Une première injection est
faite le 8 juin ; une seconde le 15, et une troisième
le 22. L'état du malade reste stationnaire, l'acuité ne
s'améliore pas.

A partir de cette époque, le malade, qui restait en
ville et venait à la clinique se faire faire les piqûres,
ne revient plus.

47ᵉ OBSERVATION

Sébastien G..., coiffeur, soixante-neuf ans, se
présente le 10 juillet 1906.

Antécédents héréditaires. — Le père et la mère sont
morts âgés et n'ont pas eu de maladies des yeux.

Antécédents collatéraux. — Le malade a eu une
sœur qui est morte à soixante ans ; elle était paraly-
tique et aveugle.

Antécédents personnels. — Pas de maladie, sauf une
pneumonie à l'âge de soixante ans. Ni alcoolisme, ni
tabagisme.

Il y a deux ans, la vue baissant à l'œil gauche, le
malade est traité par des lavages à l'eau bouillie, et
on donne de l'iodure de potassium à l'intérieur.
L'œil gauche fut perdu en quelques jours.

Au début de juillet 1906, G... s'aperçoit qu'il n'y
voit plus distinctement avec l'œil droit pour raser ses
clients. Pendant huit jours, il se lave avec de l'eau

bouillie, et, le 10 juillet, le trouble de la vue s'accen-
tuant, G... se fait conduire à l'Hôtel-Dieu où l'on
constate :

$$\text{Tonus.} \begin{cases} \text{OD : T-1.} \\ \text{OG : T-2.} \end{cases}$$

Paupières et conjonctives. Normal.

Cornée. ODG. Arc sénile.

Chambre
antérieure. $\begin{cases} \text{OD. N.} \\ \text{OG. Diminuée.} \end{cases}$

Iris
et
pupille. $\begin{cases} \text{OD. La pupille réagit à la lumière et à} \\ \text{l'accommodation.} \\ \text{OG. Séclucion pupillaire. Iritis ancienne.} \end{cases}$

Cristallin. $\begin{cases} \text{OD. N.} \\ \text{OG. Cataracte compliquée.} \end{cases}$

Réfraction
et
acuité visuelle. $\begin{cases} \text{OD. Vision qualitative. Ne compte pas} \\ \text{les doigts.} \\ \text{OG. V} = 0. \end{cases}$

A l'examen ophtalmoscopique, on trouve à l'œil
droit un décollement de la rétine dans la région de
la macula.

Traitement. — Le malade est mis au repos au lit,
et le même jour, c'est-à-dire le 10 juillet, on fait
une injection sous-conjonctivale de 1 centimètre
cube de NaCl à 4 p. 100. On lui donne en plus deux
cachets d'aspirine à 0 gr. 50 centig.

Le 12 juillet, deuxième injection. On prescrit des
frictions mercurielles sur la tempe et l'iodure de
potassium à l'intérieur.

Le 15 juillet, troisième injection de chlorure de sodium.

Le 18 juillet, quatrième injection.

Le 21 juillet, cinquième injection.

Le 24 juillet, sixième injection.

Le 27 juillet, septième injection.

Une amélioration de l'acuité visuelle s'est manifestée
dès le lendemain de la première piqûre; le malade
commençait à distinguer la main à 50 centimètres.
L'acuité visuelle s'améliore progressivement, et après
la sixième piqûre, le malade compte les doigts à
2 mètres et distingue les objets placés dans sa
chambre. G..., très indocile, ne veut pas rester au
lit.

Le 5 septembre, G... se réprésente à la consultation
de l'Hôtel-Dieu, se plaignant d'avoir sans cesse,
depuis une dizaine de jours, devant l'œil droit, un
brouillard qui l'empêche de voir les objets et de se
conduire. On l'examine de nouveau et on constate :

Acuité visuelle. — OG : compte les doigts à 1 mètre.

A l'examen ophtalmoscopique, on remarque les faits
suivants. A la distance de un demi-diamètre papil-
laire, commence un décollement qui occupe la région
papillo-maculaire. En hauteur, il a la grandeur de
quatre diamètres papillaires, et s'atténue impercepti-
blement vers la région équatoriale. Ce décollement
n'est pas très accentué comme soulèvement. C'est dans
le voisinage de la papille que le soulèvement est le
plus brusque. Dans le regard en bas, il n'y a pas de
décollement.

Le 5 septembre, on recommence les piqûres sous-
conjonctivales de chlorure de sodium à 4 p. 100. Jusqu'au 25 septembre, on fait six piqûres nouvelles. En
outre, le malade prend de l'iodure de potassium.

L'amélioration obtenue est peu sensible. La vision
directe est abolie, le malade ne distingue que les
objets placés latéralement dans le champ visuel.

Le malade est revu le 27 décembre, et à l'examen
ophtalmoscopique, on trouve que le décollement n'a

pas progressé en étendue ; la partie décollée est plissée.

48ᵉ OBSERVATION

Lazare N..., quarante-huit ans, journalier.

Le malade se présente à la clinique d'ophtalmologie de Toulouse le 30 juillet 1906. Il n'existe ni antécédents héréditaires ni personnels.

Depuis quelque temps, la vision de l'œil droit a considérablement baissé, et c'est ce qui amène le malade. On l'examine et on trouve :

Tonus. — OD : Normal.
Iris. — OD : Colobome en bas et un peu en dedans.

On prend son acuité visuelle, et on a :

OD : V = 1/40.

Le champ visuel est le suivant :

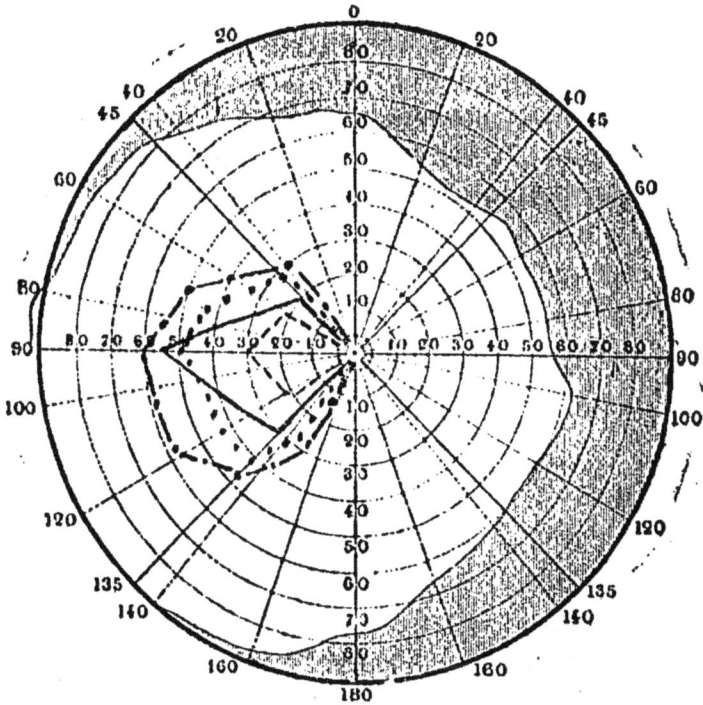

Nota
• — • correspond à la vision pour le bleu.
• • • • — — le rouge,
———— — — le blanc.
— — — — — le vert.

A l'examen ophtalmoscopique de l'œil droit, on remarque un vaste décollement de la rétine occupant toute la partie supérieure temporale et inférieure. Ce décollement ne laisse qu'une petite partie saine du côté nasal : on voit la rétine flotter dans le vitré. De plus, il existe une plaque blanche qui est probablement un colobome de la choroïde.

On fait immédiatement une première injection

sous-conjonctivale de 1 centimètre cube de chlorure de sodium à .4 p. 100.

Le 2 août, deuxième injection.

Le 5 août, troisième injection.

Le 6, aucune amélioration ne s'étant produite, on fait, au moyen du galvanocautère, quatre pointes de feu sur la conjonctive bulbaire, en bas et en dedans, le plus en arrière possible.

Le 8 août, on fait une quatrième injection, et le 10, on fait quatre nouvelles pointes de feu sur la conjonctive bulbaire, un peu en haut et très en arrière.

Le 12, le 14 et le 16, on instille quelques gouttes de dionine à 5 p. 100.

On fait ensuite une solution de dionine à 10 p. 100, et on instille quelques gouttes de cette solution le 17, 18, 19, 20 août.

Le 26, aucun résultat n'ayant été obtenu, on ponctionne la sclérotique au moyen du couteau de Grœfe.

Cette opération ne donne d'ailleurs elle aussi aucun résultat, et le malade quitte le service non guéri. Il pourrait se faire que cela provienne de ce que le décollement était très étendu.

Que faut-il conclure de toutes ces observations? Si nous les reprenons et si nous les examinons de près, nous voyons que les résultats obtenus sont très différents et varient presque avec chaque cas. Tandis que certains malades sont guéris, d'autres, en revanche, ne voient leur mal que simplement amélioré, et d'autres, enfin, ne bénéficient en rien des injections sous-conjonctivales. A quoi sont dues toutes ces variations ?

Nous pouvons voir que dans les cas où aucune amélioration ne s'est manifestée, comme dans les

cas 15, 16, 18, 19, 21, 26, 27, 29, 42, 46, le malade
était myope, ou avait des antécédents oculaires
mauvais, avant que le décollement ne se fût produit. Ainsi, dans l'observation 18, nous voyons
que le malade avait eu de la névrite rétro-bul-
baire. De même, le malade de l'observation 46
présentait une tache sur la macula. De plus, la
plupart de ces malades arrivaient à la clinique
avec de vieux décollements, les uns datant de
plusieurs mois, les autres d'une année, et même
davantage. Or, nous savons que ce sont là des
particularités qui empêchent le bon effet des injections sous-conjonctivales de se produire. Quoi
d'étonnant alors s'il n'est pas survenu d'amélioration.

Nous pouvons en dire autant des cas où il n'est
survenu qu'une légère amélioration, car nous
voyons que, eux aussi, sont venus avec des décollements anciens. Les cas 1, 2, 7, 9, 11, 12, 14,
25, 30, 32, 33, 34, 40, 41, 45 le prouvent bien.

Mais nous voyons, au contraire, que ceux qui
ont le plus bénéficié des injections sont ceux qui
sont venus avec des décollements récents. Nous
n'en voulons comme preuve que les observations
37, 38, 43.

Il existe, enfin, une dernière catégorie de malades, comme ceux des observations 46 et 47, dont
nous devons parler. Nous remarquons que, chez
eux, les injections ont eu peu d'effet, mais ici ce
ne sont pas les injections qu'il faut accuser, et si
elles n'ont pas donné de meilleurs résultats, cela
provient des malades eux-mêmes. C'est ainsi que

le premier, après avoir supporté trois injections, n'a pas continué le traitement. Il est possible que, dans ce cas là, le nombre des injections n'ait pas été suffisant pour donner un résultat. De même, le second, voyant qu'une amélioration s'était produite, ne voulut pas lui aussi continuer le traitement, et perdit bientôt le bénéfice qu'il avait déjà retiré des injections.

Après tout ce que nous venons de dire, nous pouvons voir que nombreux sont les cas où les injections sont sans effet. Cela dépend pour une part de la nature de la maladie, mais en partie du malade lui-même, soit qu'il vienne trop tard se faire soigner, soit qu'il cesse trop tôt le traitement.

Cependant, il n'en reste pas moins que lorsqu'on se trouve en présence d'un décollement tout à fait récent, et que le malade, par sa bonne volonté, vient en aide au traitement, on est en droit d'essayer ce traitement, par ailleurs inoffensif.

CHAPITRE VI

Conclusions.

1° Parmi les nombreux procédés de traitement de décollement de la rétine, celui qui, dans ces derniers temps, paraît jouir d'une grande faveur auprès des oculistes, consiste dans les injections sous-conjonctivales de chlorure de sodium.

2° Les raisons de cette faveur sont de deux ordres : positives et négatives. Les raisons positives sont tirées des bons effets de ce traitement observés dans un certain nombre de cas. Les raisons subjectives s'appuient sur le fait de l'innocuité des injections sous-conjonctivales comparée aux dangers que présentent les ponctions scléro-choroïdiennes, le drainage, l'électrolyse ou telle autre intervention chirurgicale.

3° Il est difficile, à l'heure actuelle, de se prononcer pour savoir si l'injection intraténonienne présente une supériorité marquée sur les injections simplement sous-conjonctivales.

4° Parmi les formules des solutions recommandées pour les injections, la solution de NaCl à 4 p. 100 paraît tout à fait acceptable par son innocuité et le peu de réactions qu'elle provoque. La quantité à injecter est de 1 centimètre cube.

5° En ce qui concerne nos observations personnelles, nous n'avons pas encore vu de cas de guérison réelle par cette méthode. Nous avons bien vu, dans les cas pas trop anciens, des améliorations, mais ces améliorations étaient les unes passagères, les autres simplement subjectives. Malgré cela, nous croyons qu'il convient de garder cette méthode de traitement, qui, appliquée à des décollements récents, sur des yeux pas trop allongés, avec des membranes pas trop altérées, pourrait peut-être donner des améliorations plus que passagères.

6° Dans les cas de myopie avec lésions maculaires, ou avec des vastes placards atrophiques, l'effet des injections sous-conjonctivales est nul. De même dans les décollements très anciens. Il va sans dire que dans les décollements symptomatiques des tumeurs, kystes, ou simplement s'accompagnant d'hypertonie, le traitement doit être tout différent de celui que l'on emploie dans les cas de décollement myopique ou traumatique.

BIBLIOGRAPHIE

———

1. ABADIE (Charles). — Traitement du décollement de la rétine. *Annales d'oculistique*, t. CII, p. 203, 1889.

2. ALEXANDER (L.). — Ueber subkonjunktivale Kochsalzinjectionen und Schädigungen des Auges nach ihrer Anwendung. *Archiv für Augenheilkunde*, t. XLIX, p. 307, 1903.

3. BECK. — Ueber subkonjunktivale Kochsalzinjectionen. *Archiv für Augenheilk.*, t. LII, p. 337, 1905.

4. BOURGEOIS (A.). — Traitement du décollement de la rétine par les injections sous-conjoncti-vales de NaCl. *Clinique ophtalmol.*, n° 16, p. 245, 1901.

5. BUFFIÈRE (J.-B.). — Sur le traitement des décol-lements de la rétine .par les injections sous-conjonctivales de chlorure de sodium. *Thèse de Bordeaux*, 1905.

6. Burri. — Wirkung subkonjunktivaler Kochsalz-injectionen bei Chorioïditis in Macula. *Zeitschrift für Augenheilk.*, t. I, p. 21, 1899.

7. Deutschmann (R.). — Ueber ein neues Heilverfahren bei Netzhautablösung. *Beiträge zur Augenheilk.*, t. II, p. 849, 1895.

— Sur les injections sous-conjonctivales de NaCl, et sur les lésions de l'œil provoquées par leur emploi. Analysé *in Revue génér. d'ophtalm.*, t. XXIII, p. 541, 1904.

8. Dianoux. — Traitement du décollement de la rétine par les injections de sérum sucré. *Clinique ophtalm.*, p. 376, 1904.

9. Dor (H.). — Du traitement du décollement rétinien. *Revue génér. d'ophtalm.*, t. XV, p. 280, 1896.

10. Dor (L.). — Nouveau cas de décollement rétinien guéri. Analysé *in Annales d'oculistique*, t. CXXVII, p. 283, 1902.

11. Dubarry (J.). — Contribution à l'étude du traitement du décollement de la rétine par les injections intra-oculaires de teinture d'iode. *Thèse de Paris*, 1888.

12. Etiévant (R.). — Les injections sous-conjonctivales de NaCl dans le décollement de la rétine. *Echo médical de Lyon*, 15 mai 1901.

13. Galezowski (X.). — Du décollement de la rétine et de son traitement par l'iridectomie. *Journal d'ophtalm.*, t. I, p. 594, 1872.

14. Gallenga (G.). — Contribuzione allo studio delle keratitide infettive. *Giornale della R. Accad. di Medic. di Torino*, p. 212, 1887.

15. GALLUS. — Ueber Behandlung der Netzhautablösung nach Dor. *Zeitschrift für Augenheilk.*,
t. XVI, p. 439, 1901.

16. GONIN. — Rôle du corps vitré dans les différentes
formes du décollement rétinien. *Annales d'oculistique*, t. CXXXII, p. 383, 1904.

17. GOTTI. — Ancora della cura dei distacchi di
retina. *Bollet. d'ocul.*, t. XIX, p. 114, 1899.

18. v. GRŒFE (A.). — Zur Lehre von der Netzhautablösung. *Archiv für Ophthalm.*, t, IV, p. 235,
1858.

19. JOCQS. — Les notions nouvelles sur l'isotonie et
l'osmose appliquées au sujet du décollement de
la rétine. *Clinique ophtalm.*, 1901, p. 119 et
1902, p. 332.

20. LAGRANGE (F.). — Contribution à l'étude des
ophtalmies métastatiques d'origine non micro-
bienne. *Bull. et mém. de la Société franç. d'ophtalmol.*, p. 370, 1896.

21. LODATO. — Li iniezione sottocongiuntivali di
cloruro di sodio nel distacco di retina. *Archiv.
di Oltalm.*, t. IV, p. 47, 1896.

22. MARTI (A.). — Ueber subkonjunktivale Kochsalzinjektionen und ihre therapeutische Wirkung
bei destruktiven Hornhautprozessen. *Cité in
Uhthoff* (36).

23. MARPLE. — Cas de décollement de la rétine traités
par les injections sous-conjonctivales de NaCl.
Analysé *in Revue génér. d'ophtalm.*, t. XXIV,
p. 118, 1905.

24. MAZZOLI. — Cenni sul distacco retinico e sua
terapia con speciale riguardo alle iniezioni

sottocongiuntivali di cloruro di sodio. *Archiv, di Ottalm.*, t. VII, 1900.

25. MELLINGER (Karl). — Die subkonjunktivalen Injektionen. *Zeitsch. für Augenheilk.*, t. I, p. 273, 1899.

26. PARISOTTI (O). — Sulla cura del distacco di retina. *Bullet. di R. Acad. med. di Roma*, t. XXVI, p. 179, 1900.

27. PLAZY (L.). — Traitement du décollement de la rétine. *Thèse de Bordeaux*, 1905.

28. RAEHLMANN (E.). — Leber's Erklärung der Netzhautablösung und die Diffusionstheorie kritisch verglichen. *Archiv für Augenheilk.*, t. XXVII, p. 1, 1893.

29. REYMOND. — Sur la valeur thérapeutique des injections sous-conjonctivales. *XIIme Congrès internation. Section XI. Ophtalmologie*, p. 233, 1898.

30. SCHÖLER. — Zur operativen Behandlung der Netzhautablösung mittelst Iodinjektionen in den Bulbus, mit Demonstration geheilter Fälle. *Berliner med. Ges.*, 7 mai 1890.

31. SECONDI. — Sulla cura chirurgica del distacco retinico mediante la iridectomio. *Annal. di Ottalm.*, t. XXV, p. 352, 1896.

32. SICHEL. — *Clinique européenne*, n° 29, 1859.

33. STAERKLE. — Ein Beitrag zur Therapie der Netzhautablösung. *Thèse de Bâle*, 1900.

34. TARDUCCI. — Le injezioni sotto conjunctivali di cloruro di sodio nel distacco di retina. *Annal. di Ottalm. e Lavori della Clinica oculistica di Napoli.* Livre XXXI, p. 769, 1902.

35. Terson père. — Quelques considérations sur l'application de l'électrolyse à douze cas de décollement de la rétine. *Annales d'oculist.*, t. CXIV, p. 22, 1896.

36. Uhthoff(W.). — Ueber die Behandlung der Netzhautablösung. *Sammlung zwangloser Abhandlungen aus dem Gebiete der Augenheilkunde,* t. VI, n° 8, 1906.

37. Verderame. — Klinische und experimentelle Beiträge zur Frage der subkonjunktivalen Injektionen. *Zeitschrift für Augenheilk.*, t. XV, p. 411, 1906.

38. De Wecker et Landolt. — *Traité d'ophtalm.*, t. IV, p. 144, 1889.

39. De Wecker. — La guérison du décollement de la rétine par les injections sous-conjonctivales et intra-capsulaires de sel. *Annales d'oculist.*, t. CXXVIII, p. 81, 1902.

40. Wessely (Karl). — Experimentelles über subkonjunktivale Injektionen. *Deutsche med. Wochenschr.*, n°° 7 et 8, 1903.

41. Winselmann. — Subkonjunktivale Kochsalzinjektionen bei Netzhautablösung. *Ophthalm. Klinik.*, t. V, p. 33, 1901.

42. — Zehnder. — Ueber Anwendung und therapeutische Behandlung subkonjunktivaler Kochsalzinjektionen bei inneren Augenerkrankungen. *Thèse de Bâle*, 1897.

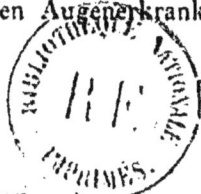

www.ingramcontent.com/pod-product-compliance
Lightning Source LLC
Chambersburg PA
CBHW050515210326
41520CB00012B/2322